Libro de registro de la manga gástrica

Este libro pertenece a:

Este libro le ayudará a realizar un seguimiento de su dieta diaria, sus emociones, la ingesta de vitaminas y suplementos, los patrones de sueño, la ingesta de proteínas, el consumo de agua y mucho más.

Libro de registro de la manga gástrica

Fecha : / /

Peso

Consumo de agua

1 Taza = 8 OZ

Medicamentos/suplementos

	bajo	medio	alto
Calidad del sueño	○	○	○
Nivel de energía	○	○	○
Nivel de actividad	○	○	○

Mi estado de ánimo mal — normal — bien ○○○○○○○○○

Ejercicio

Notas, objetivos, acontecimientos diarios

Registro de alimentos

Alimentación	Tiempo	Inmediatamente	Después de 1 hora	Después de 3 horas

Realice un seguimiento de su dieta, estado de ánimo, comidas, calorías, medicamentos/suplementos, ejercicio, peso y cirugía de bypass gástrico.

Libro de registro de la manga gástrica

Fecha : / /

Peso

Consumo de agua

1 Taza = 8 OZ

Medicamentos/suplementos

	bajo	medio	alto
Calidad del sueño	○	○	○
Nivel de energía	○	○	○
Nivel de actividad	○	○	○

Mi estado de ánimo mal — normal — bien
○○○○○○○○○

Ejercicio

Notas, objetivos, acontecimientos diarios

Registro de alimentos

Alimentación	Tiempo	Inmediatamente	Después de 1 hora	Después de 3 horas

Realice un seguimiento de su dieta, estado de ánimo, comidas, calorías, medicamentos/suplementos, ejercicio, peso y cirugía de bypass gástrico.

Libro de registro de la manga gástrica

Fecha : / /

Peso

Consumo de agua

1 Taza = 8 OZ

Medicamentos/suplementos

	bajo	medio	alto
Calidad del sueño	○	○	○
Nivel de energía	○	○	○
Nivel de actividad	○	○	○

Mi estado de ánimo — mal ▾ ○○○○○○○○○ ▾ normal ▾ bien

Ejercicio

Notas, objetivos, acontecimientos diarios

Registro de alimentos

Alimentación	Tiempo	Inmediatamente	Después de 1 hora	Después de 3 horas

Realice un seguimiento de su dieta, estado de ánimo, comidas, calorías, medicamentos/suplementos, ejercicio, peso y cirugía de bypass gástrico.

Libro de registro de la manga gástrica

Fecha : / /

Peso

Consumo de agua

1 Taza = 8 OZ

Medicamentos/suplementos

	bajo	medio	alto
Calidad del sueño	○	○	○
Nivel de energía	○	○	○
Nivel de actividad	○	○	○

Mi estado de ánimo mal — normal — bien
○○○○○○○○○

Ejercicio

Notas, objetivos, acontecimientos diarios

Registro de alimentos

Alimentación	Tiempo	Inmediatamente	Después de 1 hora	Después de 3 horas

Realice un seguimiento de su dieta, estado de ánimo, comidas, calorías, medicamentos/suplementos, ejercicio, peso y cirugía de bypass gástrico.

Libro de registro de la manga gástrica

Fecha : / /

Peso

Consumo de agua

1 Taza = 8 OZ

Medicamentos/suplementos

	bajo	medio	alto
Calidad del sueño	○	○	○
Nivel de energía	○	○	○
Nivel de actividad	○	○	○

Mi estado de ánimo mal ──── normal ──── bien

Ejercicio

Notas, objetivos, acontecimientos diarios

Registro de alimentos

Alimentación	Tiempo	Inmediatamente	Después de 1 hora	Después de 3 horas

Realice un seguimiento de su dieta, estado de ánimo, comidas, calorías, medicamentos/suplementos, ejercicio, peso y cirugía de bypass gástrico.

Libro de registro de la manga gástrica

Fecha : / /

Peso

Consumo de agua

1 Taza = 8 OZ

Medicamentos/suplementos

	bajo	medio	alto
Calidad del sueño	○	○	○
Nivel de energía	○	○	○
Nivel de actividad	○	○	○

Mi estado de ánimo   mal   normal   bien
○○○○○○○○○

Ejercicio

Notas, objetivos, acontecimientos diarios

Registro de alimentos

Alimentación	Tiempo	Inmediatamente	Después de 1 hora	Después de 3 horas

Realice un seguimiento de su dieta, estado de ánimo, comidas, calorías, medicamentos/suplementos, ejercicio, peso y cirugía de bypass gástrico.

Libro de registro de la manga gástrica

Fecha : / /

Peso

Consumo de agua

1 Taza = 8 OZ

Medicamentos/suplementos

	bajo	medio	alto
Calidad del sueño	○	○	○
Nivel de energía	○	○	○
Nivel de actividad	○	○	○

Mi estado de ánimo   mal   normal   bien
○○○○○○○○○

Ejercicio

Notas, objetivos, acontecimientos diarios

Registro de alimentos

Alimentación	Tiempo	Inmediatamente	Después de 1 hora	Después de 3 horas

Realice un seguimiento de su dieta, estado de ánimo, comidas, calorías,medicamentos/suplementos, ejercicio, peso y cirugía de bypass gástrico.

Libro de registro de la manga gástrica

Fecha :   /   /

Peso

Consumo de agua

1 Taza = 8 OZ

Medicamentos/suplementos

____

____

____

	bajo	medio	alto
Calidad del sueño	○	○	○
Nivel de energía	○	○	○
Nivel de actividad	○	○	○

Mi estado de ánimo   mal   normal   bien   ○○○○○○○○○

Ejercicio

Notas, objetivos, acontecimientos diarios

Registro de alimentos

Alimentación	Tiempo	Inmediatamente	Después de 1 hora	Después de 3 horas

Realice un seguimiento de su dieta, estado de ánimo, comidas, calorías,medicamentos/suplementos, ejercicio, peso y cirugía de bypass gástrico.

Libro de registro de la manga gástrica

Fecha : / /

Peso

Consumo de agua

1 Taza = 8 OZ

Medicamentos/suplementos

	bajo	medio	alto
Calidad del sueño	○	○	○
Nivel de energía	○	○	○
Nivel de actividad	○	○	○

Mi estado de ánimo mal — normal — bien
○○○○○○○○○

Ejercicio

Notas, objetivos, acontecimientos diarios

Registro de alimentos

Alimentación	Tiempo	Inmediatamente	Después de 1 hora	Después de 3 horas

Realice un seguimiento de su dieta, estado de ánimo, comidas, calorías, medicamentos/suplementos, ejercicio, peso y cirugía de bypass gástrico.

Libro de registro de la manga gástrica

Fecha :   /   /

Peso

Consumo de agua

1 Taza = 8 OZ

Medicamentos/suplementos

	bajo	medio	alto
Calidad del sueño	○	○	○
Nivel de energía	○	○	○
Nivel de actividad	○	○	○

Mi estado de ánimo   mal   normal   bien
○○○○○○○○○

Ejercicio

Notas, objetivos, acontecimientos diarios

Registro de alimentos

Alimentación	Tiempo	Inmediatamente	Después de 1 hora	Después de 3 horas

Realice un seguimiento de su dieta, estado de ánimo, comidas, calorías, medicamentos/suplementos, ejercicio, peso y cirugía de bypass gástrico.

Libro de registro de la manga gástrica

Fecha :   /   /

Peso

Consumo de agua

1 Taza = 8 OZ

Medicamentos/suplementos

	bajo	medio	alto
Calidad del sueño	○	○	○
Nivel de energía	○	○	○
Nivel de actividad	○	○	○

Mi estado de ánimo   mal normal bien

Ejercicio

Notas, objetivos, acontecimientos diarios

Registro de alimentos

Alimentación	Tiempo	Inmediatamente	Después de 1 hora	Después de 3 horas

Realice un seguimiento de su dieta, estado de ánimo, comidas, calorías, medicamentos/suplementos, ejercicio, peso y cirugía de bypass gástrico.

Libro de registro de la manga gástrica

Fecha : / /

Peso

Consumo de agua

1 Taza = 8 OZ

Medicamentos/suplementos

	bajo	medio	alto
Calidad del sueño	○	○	○
Nivel de energía	○	○	○
Nivel de actividad	○	○	○

Mi estado de ánimo — mal · normal · bien — ○○○○○○○○○

Ejercicio

Notas, objetivos, acontecimientos diarios

Registro de alimentos

Alimentación	Tiempo	Inmediatamente	Después de 1 hora	Después de 3 horas

Realice un seguimiento de su dieta, estado de ánimo, comidas, calorías, medicamentos/suplementos, ejercicio, peso y cirugía de bypass gástrico.

Libro de registro de la manga gástrica

Fecha :   /   /

Peso

Consumo de agua

1 Taza = 8 OZ

bajo	medio	alto

Calidad del sueño ◯ ◯ ◯
Nivel de energía ◯ ◯ ◯
Nivel de actividad ◯ ◯ ◯

Mi estado de ánimo   mal · normal · bien
◯◯◯◯◯◯◯◯◯

Ejercicio

Notas, objetivos, acontecimientos diarios

Registro de alimentos

Alimentación	Tiempo	Inmediatamente	Después de 1 hora	Después de 3 horas

Realice un seguimiento de su dieta, estado de ánimo, comidas, calorías, medicamentos/suplementos, ejercicio, peso y cirugía de bypass gástrico.

Libro de registro de la manga gástrica

Fecha : / /

Peso

Consumo de agua

1 Taza = 8 OZ

Medicamentos/suplementos

	bajo	medio	alto
Calidad del sueño	○	○	○
Nivel de energía	○	○	○
Nivel de actividad	○	○	○

Mi estado de ánimo — mal · normal · bien

Ejercicio

Notas, objetivos, acontecimientos diarios

Registro de alimentos

Alimentación	Tiempo	Inmediatamente	Después de 1 hora	Después de 3 horas

Realice un seguimiento de su dieta, estado de ánimo, comidas, calorías, medicamentos/suplementos, ejercicio, peso y cirugía de bypass gástrico.

Libro de registro de la manga gástrica

Fecha : / /

Peso

Consumo de agua

1 Taza = 8 OZ

Medicamentos/suplementos

	bajo	medio	alto
Calidad del sueño	○	○	○
Nivel de energía	○	○	○
Nivel de actividad	○	○	○

Mi estado de ánimo   mal — normal — bien

Ejercicio

Notas, objetivos, acontecimientos diarios

Registro de alimentos

Alimentación	Tiempo	Inmediatamente	Después de 1 hora	Después de 3 horas

Realice un seguimiento de su dieta, estado de ánimo, comidas, calorías,medicamentos/suplementos, ejercicio, peso y cirugía de bypass gástrico.

Libro de registro de la manga gástrica

Fecha : / /

Peso

Consumo de agua

1 Taza = 8 OZ

Medicamentos/suplementos

	bajo	medio	alto
Calidad del sueño	○	○	○
Nivel de energía	○	○	○
Nivel de actividad	○	○	○

Mi estado de ánimo — mal / normal / bien
○○○○○○○○○

Ejercicio

Notas, objetivos, acontecimientos diarios

Registro de alimentos

Alimentación	Tiempo	Inmediatamente	Después de 1 hora	Después de 3 horas

Realice un seguimiento de su dieta, estado de ánimo, comidas, calorías, medicamentos/suplementos, ejercicio, peso y cirugía de bypass gástrico.

Libro de registro de la manga gástrica

Fecha :   / /

Peso

Consumo de agua

1 Taza = 8 OZ

Medicamentos/suplementos

	bajo	medio	alto
Calidad del sueño	○	○	○
Nivel de energía	○	○	○
Nivel de actividad	○	○	○

Mi estado de ánimo   mal — normal — bien   ○○○○○○○○○

Ejercicio

Notas, objetivos, acontecimientos diarios

Registro de alimentos

Alimentación	Tiempo	Inmediatamente	Después de 1 hora	Después de 3 horas

Realice un seguimiento de su dieta, estado de ánimo, comidas, calorías,medicamentos/suplementos, ejercicio, peso y cirugía de bypass gástrico.

Libro de registro de la manga gástrica

Fecha :   / /

Peso

Consumo de agua

1 Taza = 8 OZ

Medicamentos/suplementos

	bajo	medio	alto
Calidad del sueño	○	○	○
Nivel de energía	○	○	○
Nivel de actividad	○	○	○

Mi estado de ánimo   mal — normal — bien   ○○○○○○○○○

Ejercicio

Notas, objetivos, acontecimientos diarios

Registro de alimentos

Alimentación	Tiempo	Inmediatamente	Después de 1 hora	Después de 3 horas

Realice un seguimiento de su dieta, estado de ánimo, comidas, calorías,medicamentos/suplementos, ejercicio, peso y cirugía de bypass gástrico.

Libro de registro de la manga gástrica

Fecha :   /   /

Peso

Consumo de agua

1 Taza = 8 OZ

Medicamentos/suplementos

	bajo	medio	alto
Calidad del sueño	○	○	○
Nivel de energía	○	○	○
Nivel de actividad	○	○	○

Mi estado de ánimo   mal   normal   bien
○○○○○○○○○

Ejercicio

Notas, objetivos, acontecimientos diarios

Registro de alimentos

Alimentación	Tiempo	Inmediatamente	Después de 1 hora	Después de 3 horas

Realice un seguimiento de su dieta, estado de ánimo, comidas, calorías, medicamentos/suplementos, ejercicio, peso y cirugía de bypass gástrico.

Libro de registro de la manga gástrica

Fecha : / /

Peso

Consumo de agua

1 Taza = 8 OZ

Medicamentos/suplementos

	bajo	medio	alto
Calidad del sueño	○	○	○
Nivel de energía	○	○	○
Nivel de actividad	○	○	○

Mi estado de ánimo mal — normal — bien

Ejercicio

Notas, objetivos, acontecimientos diarios

Registro de alimentos

Alimentación	Tiempo	Inmediatamente	Después de 1 hora	Después de 3 horas

Realice un seguimiento de su dieta, estado de ánimo, comidas, calorías, medicamentos/suplementos, ejercicio, peso y cirugía de bypass gástrico.

Libro de registro de la manga gástrica

Fecha : / /

Peso

Consumo de agua

1 Taza = 8 OZ

Medicamentos/suplementos

	bajo	medio	alto
Calidad del sueño	○	○	○
Nivel de energía	○	○	○
Nivel de actividad	○	○	○

Mi estado de ánimo mal — normal — bien ○○○○○○○○○

Ejercicio

Notas, objetivos, acontecimientos diarios

Registro de alimentos

Alimentación	Tiempo	Inmediatamente	Después de 1 hora	Después de 3 horas

Realice un seguimiento de su dieta, estado de ánimo, comidas, calorías, medicamentos/suplementos, ejercicio, peso y cirugía de bypass gástrico.

Libro de registro de la manga gástrica

Fecha :   /   /

Peso

Consumo de agua

1 Taza = 8 OZ

Medicamentos/suplementos

	bajo	medio	alto
Calidad del sueño	◯	◯	◯
Nivel de energía	◯	◯	◯
Nivel de actividad	◯	◯	◯

Mi estado de ánimo   mal   normal   bien
◯◯◯◯◯◯◯◯◯

Ejercicio

Notas, objetivos, acontecimientos diarios

Registro de alimentos

Alimentación	Tiempo	Inmediatamente	Después de 1 hora	Después de 3 horas

Realice un seguimiento de su dieta, estado de ánimo, comidas, calorías, medicamentos/suplementos, ejercicio, peso y cirugía de bypass gástrico.

Libro de registro de la manga gástrica

Fecha : / /

Peso

Consumo de agua

1 Taza = 8 OZ

Medicamentos/suplementos

	bajo	medio	alto
Calidad del sueño	○	○	○
Nivel de energía	○	○	○
Nivel de actividad	○	○	○

Mi estado de ánimo   mal — normal — bien   ○○○○○○○○○

Ejercicio

Notas, objetivos, acontecimientos diarios

Registro de alimentos

Alimentación	Tiempo	Inmediatamente	Después de 1 hora	Después de 3 horas

Realice un seguimiento de su dieta, estado de ánimo, comidas, calorías, medicamentos/suplementos, ejercicio, peso y cirugía de bypass gástrico.

Libro de registro de la manga gástrica

Fecha :   / /

Peso

Medicamentos/suplementos

Consumo de agua

1 Taza = 8 OZ

	bajo	medio	alto
Calidad del sueño	○	○	○
Nivel de energía	○	○	○
Nivel de actividad	○	○	○

Mi estado de ánimo   mal ▾ ○○○○ normal ▾ ○○○○ bien ▾ ○

Ejercicio

Notas, objetivos, acontecimientos diarios

Registro de alimentos

Alimentación	Tiempo	Inmediatamente	Después de 1 hora	Después de 3 horas

Realice un seguimiento de su dieta, estado de ánimo, comidas, calorías, medicamentos/suplementos, ejercicio, peso y cirugía de bypass gástrico.

Libro de registro de la manga gástrica

Fecha : / /

Peso

Consumo de agua

1 Taza = 8 OZ

Medicamentos/suplementos

	bajo	medio	alto
Calidad del sueño	○	○	○
Nivel de energía	○	○	○
Nivel de actividad	○	○	○

Mi estado de ánimo — mal / normal / bien

Ejercicio

Notas, objetivos, acontecimientos diarios

Registro de alimentos

Alimentación	Tiempo	Inmediatamente	Después de 1 hora	Después de 3 horas

Realice un seguimiento de su dieta, estado de ánimo, comidas, calorías, medicamentos/suplementos, ejercicio, peso y cirugía de bypass gástrico.

Libro de registro de la manga gástrica

Fecha : / /

Peso

Consumo de agua

1 Taza = 8 OZ

Medicamentos/suplementos

	bajo	medio	alto
Calidad del sueño	○	○	○
Nivel de energía	○	○	○
Nivel de actividad	○	○	○

Mi estado de ánimo — mal / normal / bien

Ejercicio

Notas, objetivos, acontecimientos diarios

Registro de alimentos

Alimentación	Tiempo	Inmediatamente	Después de 1 hora	Después de 3 horas

Realice un seguimiento de su dieta, estado de ánimo, comidas, calorías, medicamentos/suplementos, ejercicio, peso y cirugía de bypass gástrico.

Libro de registro de la manga gástrica

Fecha : / /

Peso

Consumo de agua

1 Taza = 8 OZ

Medicamentos/suplementos

	bajo	medio	alto
Calidad del sueño	○	○	○
Nivel de energía	○	○	○
Nivel de actividad	○	○	○

Mi estado de ánimo mal — normal — bien

Ejercicio

Notas, objetivos, acontecimientos diarios

Registro de alimentos

Alimentación	Tiempo	Inmediatamente	Después de 1 hora	Después de 3 horas

Realice un seguimiento de su dieta, estado de ánimo, comidas, calorías,medicamentos/suplementos, ejercicio, peso y cirugía de bypass gástrico.

Libro de registro de la manga gástrica

Fecha : / /

Peso

Consumo de agua

1 Taza = 8 OZ

Medicamentos/suplementos

	bajo	medio	alto
Calidad del sueño	○	○	○
Nivel de energía	○	○	○
Nivel de actividad	○	○	○

Mi estado de ánimo — mal / normal / bien

○○○○○○○○○

Ejercicio

Notas, objetivos, acontecimientos diarios

Registro de alimentos

Alimentación	Tiempo	Inmediatamente	Después de 1 hora	Después de 3 horas

Realice un seguimiento de su dieta, estado de ánimo, comidas, calorías, medicamentos/suplementos, ejercicio, peso y cirugía de bypass gástrico.

Libro de registro de la manga gástrica

Fecha : / /

Peso

Consumo de agua

1 Taza = 8 OZ

Medicamentos/suplementos

	bajo	medio	alto
Calidad del sueño	○	○	○
Nivel de energía	○	○	○
Nivel de actividad	○	○	○

Mi estado de ánimo — mal · normal · bien
○○○○○○○○○

Ejercicio

Notas, objetivos, acontecimientos diarios

Registro de alimentos

Alimentación	Tiempo	Inmediatamente	Después de 1 hora	Después de 3 horas

Realice un seguimiento de su dieta, estado de ánimo, comidas, calorías, medicamentos/suplementos, ejercicio, peso y cirugía de bypass gástrico.

Libro de registro de la manga gástrica

Fecha : / /

Peso

Consumo de agua

1 Taza = 8 OZ

Medicamentos/suplementos

	bajo	medio	alto
Calidad del sueño	○	○	○
Nivel de energía	○	○	○
Nivel de actividad	○	○	○

Mi estado de ánimo mal — normal — bien
○○○○○○○○○

Ejercicio

Notas, objetivos, acontecimientos diarios

Registro de alimentos

Alimentación	Tiempo	Inmediatamente	Después de 1 hora	Después de 3 horas

Realice un seguimiento de su dieta, estado de ánimo, comidas, calorías, medicamentos/suplementos, ejercicio, peso y cirugía de bypass gástrico.

Libro de registro de la manga gástrica

Fecha :   /   /

Peso

Consumo de agua

1 Taza = 8 OZ

Medicamentos/suplementos

	bajo	medio	alto
Calidad del sueño	◯	◯	◯
Nivel de energía	◯	◯	◯
Nivel de actividad	◯	◯	◯

Mi estado de ánimo   mal — normal — bien   ◯◯◯◯◯◯◯◯◯

Ejercicio

Notas, objetivos, acontecimientos diarios

Registro de alimentos

Alimentación	Tiempo	Inmediatamente	Después de 1 hora	Después de 3 horas

Realice un seguimiento de su dieta, estado de ánimo, comidas, calorías, medicamentos/suplementos, ejercicio, peso y cirugía de bypass gástrico.

Libro de registro de la manga gástrica

Fecha : / /

Peso

Consumo de agua

1 Taza = 8 OZ

Medicamentos/suplementos

	bajo	medio	alto
Calidad del sueño	○	○	○
Nivel de energía	○	○	○
Nivel de actividad	○	○	○

Mi estado de ánimo   mal — normal — bien   ○○○○○○○○○

Ejercicio

Notas, objetivos, acontecimientos diarios

Registro de alimentos

Alimentación	Tiempo	Inmediatamente	Después de 1 hora	Después de 3 horas

Realice un seguimiento de su dieta, estado de ánimo, comidas, calorías,medicamentos/suplementos, ejercicio, peso y cirugía de bypass gástrico.

Libro de registro de la manga gástrica

Fecha :   /   /

Peso

Medicamentos/suplementos

Consumo de agua

1 Taza = 8 OZ

	bajo	medio	alto
Calidad del sueño	○	○	○
Nivel de energía	○	○	○
Nivel de actividad	○	○	○

Mi estado de ánimo

mal   normal   bien

○○○○○○○○○

Ejercicio

Notas, objetivos, acontecimientos diarios

Registro de alimentos

Alimentación	Tiempo	Inmediatamente	Después de 1 hora	Después de 3 horas

Realice un seguimiento de su dieta, estado de ánimo, comidas, calorías, medicamentos/suplementos, ejercicio, peso y cirugía de bypass gástrico.

Libro de registro de la manga gástrica

Fecha : / /

Peso

Consumo de agua

1 Taza = 8 OZ

Medicamentos/suplementos

	bajo	medio	alto
Calidad del sueño	○	○	○
Nivel de energía	○	○	○
Nivel de actividad	○	○	○

Mi estado de ánimo — mal · normal · bien

Ejercicio

Notas, objetivos, acontecimientos diarios

Registro de alimentos

Alimentación	Tiempo	Inmediatamente	Después de 1 hora	Después de 3 horas

Realice un seguimiento de su dieta, estado de ánimo, comidas, calorías, medicamentos/suplementos, ejercicio, peso y cirugía de bypass gástrico.

Libro de registro de la manga gástrica

Fecha : / /

Peso

Consumo de agua

1 Taza = 8 OZ

Medicamentos/suplementos

	bajo	medio	alto
Calidad del sueño	○	○	○
Nivel de energía	○	○	○
Nivel de actividad	○	○	○

Mi estado de ánimo mal — normal — bien ○○○○○○○○○

Ejercicio

Notas, objetivos, acontecimientos diarios

Registro de alimentos

Alimentación	Tiempo	Inmediatamente	Después de 1 hora	Después de 3 horas

Realice un seguimiento de su dieta, estado de ánimo, comidas, calorías,medicamentos/suplementos, ejercicio, peso y cirugía de bypass gástrico.

Libro de registro de la manga gástrica

Fecha : / /

Peso

Consumo de agua

1 Taza = 8 OZ

Medicamentos/suplementos

	bajo	medio	alto
Calidad del sueño	○	○	○
Nivel de energía	○	○	○
Nivel de actividad	○	○	○

Mi estado de ánimo — mal · normal · bien

○○○○○○○○○

Ejercicio

Notas, objetivos, acontecimientos diarios

Registro de alimentos

Alimentación	Tiempo	Inmediatamente	Después de 1 hora	Después de 3 horas

Realice un seguimiento de su dieta, estado de ánimo, comidas, calorías, medicamentos/suplementos, ejercicio, peso y cirugía de bypass gástrico.

Libro de registro de la manga gástrica

Fecha :   /   /

Peso

Consumo de agua

1 Taza = 8 OZ

Medicamentos/suplementos

	bajo	medio	alto
Calidad del sueño	○	○	○
Nivel de energía	○	○	○
Nivel de actividad	○	○	○

Mi estado de ánimo   mal — normal — bien   ○○○○○○○○○

Ejercicio

Notas, objetivos, acontecimientos diarios

Registro de alimentos

Alimentación	Tiempo	Inmediatamente	Después de 1 hora	Después de 3 horas

Realice un seguimiento de su dieta, estado de ánimo, comidas, calorías, medicamentos/suplementos, ejercicio, peso y cirugía de bypass gástrico.

Libro de registro de la manga gástrica

Fecha : / /

Peso

Consumo de agua

1 Taza = 8 OZ

Medicamentos/suplementos

	bajo	medio	alto
Calidad del sueño	○	○	○
Nivel de energía	○	○	○
Nivel de actividad	○	○	○

Mi estado de ánimo — mal — normal — bien
○○○○○○○○○

Ejercicio

Notas, objetivos, acontecimientos diarios

Registro de alimentos

Alimentación	Tiempo	Inmediatamente	Después de 1 hora	Después de 3 horas

Realice un seguimiento de su dieta, estado de ánimo, comidas, calorías,medicamentos/suplementos, ejercicio, peso y cirugía de bypass gástrico.

Libro de registro de la manga gástrica

Fecha :   /   /

Peso

Consumo de agua

1 Taza = 8 OZ

Medicamentos/suplementos

	bajo	medio	alto
Calidad del sueño	○	○	○
Nivel de energía	○	○	○
Nivel de actividad	○	○	○

Mi estado de ánimo   mal   normal   bien
○○○○○○○○○

Ejercicio

Notas, objetivos, acontecimientos diarios

Registro de alimentos

Alimentación	Tiempo	Inmediatamente	Después de 1 hora	Después de 3 horas

Realice un seguimiento de su dieta, estado de ánimo, comidas, calorías, medicamentos/suplementos, ejercicio, peso y cirugía de bypass gástrico.

Libro de registro de la manga gástrica

Fecha : / /

Peso

Consumo de agua

1 Taza = 8 OZ

Medicamentos/suplementos

	bajo	medio	alto
Calidad del sueño	○	○	○
Nivel de energía	○	○	○
Nivel de actividad	○	○	○

Mi estado de ánimo

mal — normal — bien

○○○○○○○○○

Ejercicio

Notas, objetivos, acontecimientos diarios

Registro de alimentos

Alimentación	Tiempo	Inmediatamente	Después de 1 hora	Después de 3 horas

Realice un seguimiento de su dieta, estado de ánimo, comidas, calorías, medicamentos/suplementos, ejercicio, peso y cirugía de bypass gástrico.

Libro de registro de la manga gástrica

Fecha :   /   /

Peso

Consumo de agua

1 Taza = 8 OZ

Medicamentos/suplementos

	bajo	medio	alto
Calidad del sueño	○	○	○
Nivel de energía	○	○	○
Nivel de actividad	○	○	○

Mi estado de ánimo   mal   normal   bien   ○○○○○○○○○

Ejercicio

Notas, objetivos, acontecimientos diarios

Registro de alimentos

Alimentación	Tiempo	Inmediatamente	Después de 1 hora	Después de 3 horas

Realice un seguimiento de su dieta, estado de ánimo, comidas, calorías, medicamentos/suplementos, ejercicio, peso y cirugía de bypass gástrico.

Libro de registro de la manga gástrica

Fecha :   /   /

Peso

Consumo de agua

1 Taza = 8 OZ

Medicamentos/suplementos

	bajo	medio	alto
Calidad del sueño	○	○	○
Nivel de energía	○	○	○
Nivel de actividad	○	○	○

Mi estado de ánimo   mal — normal — bien   ○○○○○○○○○

Ejercicio

Notas, objetivos, acontecimientos diarios

Registro de alimentos

Alimentación	Tiempo	Inmediatamente	Después de 1 hora	Después de 3 horas

Realice un seguimiento de su dieta, estado de ánimo, comidas, calorías, medicamentos/suplementos, ejercicio, peso y cirugía de bypass gástrico.

Libro de registro de la manga gástrica

Fecha : / /

Peso

Consumo de agua

1 Taza = 8 OZ

Medicamentos/suplementos

	bajo	medio	alto
Calidad del sueño	○	○	○
Nivel de energía	○	○	○
Nivel de actividad	○	○	○

Mi estado de ánimo mal — normal — bien ○○○○○○○○○

Ejercicio

Notas, objetivos, acontecimientos diarios

Registro de alimentos

Alimentación	Tiempo	Inmediatamente	Después de 1 hora	Después de 3 horas

Realice un seguimiento de su dieta, estado de ánimo, comidas, calorías,medicamentos/suplementos, ejercicio, peso y cirugía de bypass gástrico.

Libro de registro de la manga gástrica

Fecha :   / /

Peso

Consumo de agua

1 Taza = 8 OZ

Medicamentos/suplementos

	bajo	medio	alto
Calidad del sueño	○	○	○
Nivel de energía	○	○	○
Nivel de actividad	○	○	○

Mi estado de ánimo   mal ― normal ― bien   ○○○○○○○○○

Ejercicio

Notas, objetivos, acontecimientos diarios

Registro de alimentos

Alimentación	Tiempo	Inmediatamente	Después de 1 hora	Después de 3 horas

Realice un seguimiento de su dieta, estado de ánimo, comidas, calorías, medicamentos/suplementos, ejercicio, peso y cirugía de bypass gástrico.

Libro de registro de la manga gástrica

Fecha :   /   /

Peso

Medicamentos/suplementos

Consumo de agua

1 Taza = 8 OZ

	bajo	medio	alto
Calidad del sueño	○	○	○
Nivel de energía	○	○	○
Nivel de actividad	○	○	○

Mi estado de ánimo mal normal bien ○○○○○○○○○

Ejercicio

Notas, objetivos, acontecimientos diarios

Registro de alimentos

Alimentación	Tiempo	Inmediatamente	Después de 1 hora	Después de 3 horas

Realice un seguimiento de su dieta, estado de ánimo, comidas, calorías, medicamentos/suplementos, ejercicio, peso y cirugía de bypass gástrico.

Libro de registro de la manga gástrica

Fecha : / /

Peso

Consumo de agua

1 Taza = 8 OZ

Medicamentos/suplementos

	bajo	medio	alto
Calidad del sueño	○	○	○
Nivel de energía	○	○	○
Nivel de actividad	○	○	○

Mi estado de ánimo

mal — normal — bien

○○○○○○○○○

Ejercicio

Notas, objetivos, acontecimientos diarios

Registro de alimentos

Alimentación	Tiempo	Inmediatamente	Después de 1 hora	Después de 3 horas

Realice un seguimiento de su dieta, estado de ánimo, comidas, calorías, medicamentos/suplementos, ejercicio, peso y cirugía de bypass gástrico.

Libro de registro de la manga gástrica

Fecha : / /

Peso

Consumo de agua

1 Taza = 8 OZ

Medicamentos/suplementos

	bajo	medio	alto
Calidad del sueño	○	○	○
Nivel de energía	○	○	○
Nivel de actividad	○	○	○

Mi estado de ánimo mal — normal — bien ○○○○○○○○○○

Ejercicio

Notas, objetivos, acontecimientos diarios

Registro de alimentos

Alimentación	Tiempo	Inmediatamente	Después de 1 hora	Después de 3 horas

Realice un seguimiento de su dieta, estado de ánimo, comidas, calorías, medicamentos/suplementos, ejercicio, peso y cirugía de bypass gástrico.

Libro de registro de la manga gástrica

Fecha : / /

Peso

Consumo de agua

1 Taza = 8 OZ

Medicamentos/suplementos

	bajo	medio	alto
Calidad del sueño	○	○	○
Nivel de energía	○	○	○
Nivel de actividad	○	○	○

Mi estado de ánimo   mal — normal — bien   ○○○○○○○○○

Ejercicio

Notas, objetivos, acontecimientos diarios

Registro de alimentos

Alimentación	Tiempo	Inmediatamente	Después de 1 hora	Después de 3 horas

Realice un seguimiento de su dieta, estado de ánimo, comidas, calorías, medicamentos/suplementos, ejercicio, peso y cirugía de bypass gástrico.

Libro de registro de la manga gástrica

Fecha :   /   /

Peso

Medicamentos/suplementos

Consumo de agua

1 Taza = 8 OZ

	bajo	medio	alto
Calidad del sueño	○	○	○
Nivel de energía	○	○	○
Nivel de actividad	○	○	○

Mi estado de ánimo   mal — normal — bien   ○○○○○○○○○

Ejercicio

Notas, objetivos, acontecimientos diarios

Registro de alimentos

Alimentación	Tiempo	Inmediatamente	Después de 1 hora	Después de 3 horas

Realice un seguimiento de su dieta, estado de ánimo, comidas, calorías, medicamentos/suplementos, ejercicio, peso y cirugía de bypass gástrico.

Libro de registro de la manga gástrica

Fecha :   /   /

Peso

Consumo de agua

1 Taza = 8 OZ

Medicamentos/suplementos

	bajo	medio	alto
Calidad del sueño	○	○	○
Nivel de energía	○	○	○
Nivel de actividad	○	○	○

Mi estado de ánimo   mal ▾ ○○○○○ ▾ ○○○○○ ▾ normal ... bien

Ejercicio

Notas, objetivos, acontecimientos diarios

Registro de alimentos

Alimentación	Tiempo	Inmediatamente	Después de 1 hora	Después de 3 horas

Realice un seguimiento de su dieta, estado de ánimo, comidas, calorías,medicamentos/suplementos, ejercicio, peso y cirugía de bypass gástrico.

Libro de registro de la manga gástrica

Fecha :   /   /

Peso

Consumo de agua

1 Taza = 8 OZ

Medicamentos/suplementos

	bajo	medio	alto
Calidad del sueño	○	○	○
Nivel de energía	○	○	○
Nivel de actividad	○	○	○

Mi estado de ánimo — mal — normal — bien
○○○○○○○○○

Ejercicio

Notas, objetivos, acontecimientos diarios

Registro de alimentos

Alimentación	Tiempo	Inmediatamente	Después de 1 hora	Después de 3 horas

Realice un seguimiento de su dieta, estado de ánimo, comidas, calorías, medicamentos/suplementos, ejercicio, peso y cirugía de bypass gástrico.

Libro de registro de la manga gástrica

Fecha : / /

Peso

Consumo de agua

1 Taza = 8 OZ

Medicamentos/suplementos

	bajo	medio	alto
Calidad del sueño	○	○	○
Nivel de energía	○	○	○
Nivel de actividad	○	○	○

Mi estado de ánimo mal — normal — bien ○○○○○○○○○

Ejercicio

Notas, objetivos, acontecimientos diarios

Registro de alimentos

Alimentación	Tiempo	Inmediatamente	Después de 1 hora	Después de 3 horas

Realice un seguimiento de su dieta, estado de ánimo, comidas, calorías, medicamentos/suplementos, ejercicio, peso y cirugía de bypass gástrico.

Libro de registro de la manga gástrica

Fecha : / /

Peso

Consumo de agua

1 Taza = 8 OZ

Medicamentos/suplementos

		bajo	medio	alto
Calidad del sueño		○	○	○
Nivel de energía		○	○	○
Nivel de actividad		○	○	○

Mi estado de ánimo   mal   normal   bien   ○○○○○○○○○

Ejercicio

Notas, objetivos, acontecimientos diarios

Registro de alimentos

Alimentación	Tiempo	Inmediatamente	Después de 1 hora	Después de 3 horas

Realice un seguimiento de su dieta, estado de ánimo, comidas, calorías,medicamentos/suplementos, ejercicio, peso y cirugía de bypass gástrico.

Libro de registro de la manga gástrica

Fecha : / /

Peso

Consumo de agua

1 Taza = 8 OZ

Medicamentos/suplementos

	bajo	medio	alto
Calidad del sueño	○	○	○
Nivel de energía	○	○	○
Nivel de actividad	○	○	○

Mi estado de ánimo   mal · normal · bien
○○○○○○○○○

Ejercicio

Notas, objetivos, acontecimientos diarios

Registro de alimentos

Alimentación	Tiempo	Inmediatamente	Después de 1 hora	Después de 3 horas

Realice un seguimiento de su dieta, estado de ánimo, comidas, calorías, medicamentos/suplementos, ejercicio, peso y cirugía de bypass gástrico.

Libro de registro de la manga gástrica

Fecha : / /
Peso

Consumo de agua

1 Taza = 8 OZ

Medicamentos/suplementos

			bajo	medio	alto
Calidad del sueño			○	○	○
Nivel de energía			○	○	○
Nivel de actividad			○	○	○

Mi estado de ánimo

mal   normal   bien

Ejercicio

Notas, objetivos, acontecimientos diarios

Registro de alimentos

Alimentación	Tiempo	Inmediatamente	Después de 1 hora	Después de 3 horas

Realice un seguimiento de su dieta, estado de ánimo, comidas, calorías,medicamentos/suplementos, ejercicio, peso y cirugía de bypass gástrico.

Libro de registro de la manga gástrica

Fecha : / /

Peso

Consumo de agua

1 Taza = 8 OZ

Medicamentos/suplementos

	bajo	medio	alto
Calidad del sueño	○	○	○
Nivel de energía	○	○	○
Nivel de actividad	○	○	○

Mi estado de ánimo — mal · normal · bien
○○○○○○○○○

Ejercicio

Notas, objetivos, acontecimientos diarios

Registro de alimentos

Alimentación	Tiempo	Inmediatamente	Después de 1 hora	Después de 3 horas

Realice un seguimiento de su dieta, estado de ánimo, comidas, calorías, medicamentos/suplementos, ejercicio, peso y cirugía de bypass gástrico.

Libro de registro de la manga gástrica

Fecha : / /

Peso

Consumo de agua

1 Taza = 8 OZ

Medicamentos/suplementos

	bajo	medio	alto
Calidad del sueño	◯	◯	◯
Nivel de energía	◯	◯	◯
Nivel de actividad	◯	◯	◯

Mi estado de ánimo — mal ◯◯◯◯◯◯◯◯◯ bien (normal)

Ejercicio

Notas, objetivos, acontecimientos diarios

Registro de alimentos

Alimentación	Tiempo	Inmediatamente	Después de 1 hora	Después de 3 horas

Realice un seguimiento de su dieta, estado de ánimo, comidas, calorías, medicamentos/suplementos, ejercicio, peso y cirugía de bypass gástrico.

Libro de registro de la manga gástrica

Fecha :   / /

Peso

Consumo de agua

1 Taza = 8 OZ

Medicamentos/suplementos

	bajo	medio	alto
Calidad del sueño	○	○	○
Nivel de energía	○	○	○
Nivel de actividad	○	○	○

Mi estado de ánimo   mal — normal — bien
○○○○○○○○○

Ejercicio

Notas, objetivos, acontecimientos diarios

Registro de alimentos

Alimentación	Tiempo	Inmediatamente	Después de 1 hora	Después de 3 horas

Realice un seguimiento de su dieta, estado de ánimo, comidas, calorías, medicamentos/suplementos, ejercicio, peso y cirugía de bypass gástrico.

Libro de registro de la manga gástrica

Fecha : / /

Peso

Consumo de agua

1 Taza = 8 OZ

Medicamentos/suplementos

	bajo	medio	alto
Calidad del sueño	○	○	○
Nivel de energía	○	○	○
Nivel de actividad	○	○	○

Mi estado de ánimo   mal — normal — bien
○○○○○○○○○○

Ejercicio

Notas, objetivos, acontecimientos diarios

Registro de alimentos

Alimentación	Tiempo	Inmediatamente	Después de 1 hora	Después de 3 horas

Realice un seguimiento de su dieta, estado de ánimo, comidas, calorías, medicamentos/suplementos, ejercicio, peso y cirugía de bypass gástrico.

Libro de registro de la manga gástrica

Fecha :   / /

Peso

Consumo de agua

1 Taza = 8 OZ

Medicamentos/suplementos

	bajo	medio	alto
Calidad del sueño	○	○	○
Nivel de energía	○	○	○
Nivel de actividad	○	○	○

Mi estado de ánimo mal — normal — bien ○○○○○○○○○○

Ejercicio

Notas, objetivos, acontecimientos diarios

Registro de alimentos

Alimentación	Tiempo	Inmediatamente	Después de 1 hora	Después de 3 horas

Realice un seguimiento de su dieta, estado de ánimo, comidas, calorías, medicamentos/suplementos, ejercicio, peso y cirugía de bypass gástrico.

Libro de registro de la manga gástrica

Fecha :   /   /

Peso

Consumo de agua

1 Taza = 8 OZ

Medicamentos/suplementos

	bajo	medio	alto
Calidad del sueño	○	○	○
Nivel de energía	○	○	○
Nivel de actividad	○	○	○

Mi estado de ánimo   mal — normal — bien

Ejercicio

Notas, objetivos, acontecimientos diarios

Registro de alimentos

Alimentación	Tiempo	Inmediatamente	Después de 1 hora	Después de 3 horas

Realice un seguimiento de su dieta, estado de ánimo, comidas, calorías, medicamentos/suplementos, ejercicio, peso y cirugía de bypass gástrico.

Libro de registro de la manga gástrica

Fecha : / /

Peso

Consumo de agua

1 Taza = 8 OZ

Medicamentos/suplementos

	bajo	medio	alto
Calidad del sueño	○	○	○
Nivel de energía	○	○	○
Nivel de actividad	○	○	○

Mi estado de ánimo — mal · normal · bien
○○○○○○○○○

Ejercicio

Notas, objetivos, acontecimientos diarios

Registro de alimentos

Alimentación	Tiempo	Inmediatamente	Después de 1 hora	Después de 3 horas

Realice un seguimiento de su dieta, estado de ánimo, comidas, calorías, medicamentos/suplementos, ejercicio, peso y cirugía de bypass gástrico.

Libro de registro de la manga gástrica

Fecha :	/ /
Peso	

Consumo de agua

1 Taza = 8 OZ

Medicamentos/suplementos

	bajo	medio	alto
Calidad del sueño	○	○	○
Nivel de energía	○	○	○
Nivel de actividad	○	○	○

Mi estado de ánimo mal ···· normal ···· bien
○○○○○○○○○○

Ejercicio

Notas, objetivos, acontecimientos diarios

Registro de alimentos

Alimentación	Tiempo	Inmediatamente	Después de 1 hora	Después de 3 horas

Realice un seguimiento de su dieta, estado de ánimo, comidas, calorías, medicamentos/suplementos, ejercicio, peso y cirugía de bypass gástrico.

Libro de registro de la manga gástrica

Fecha : / /

Peso

Consumo de agua

1 Taza = 8 OZ

Medicamentos/suplementos

	bajo	medio	alto
Calidad del sueño	○	○	○
Nivel de energía	○	○	○
Nivel de actividad	○	○	○

Mi estado de ánimo

mal   normal   bien

Ejercicio

Notas, objetivos, acontecimientos diarios

Registro de alimentos

Alimentación	Tiempo	Inmediatamente	Después de 1 hora	Después de 3 horas

Realice un seguimiento de su dieta, estado de ánimo, comidas, calorías, medicamentos/suplementos, ejercicio, peso y cirugía de bypass gástrico.

Libro de registro de la manga gástrica

Fecha :   /   /

Peso

Consumo de agua

1 Taza = 8 OZ

Medicamentos/suplementos

	bajo	medio	alto
Calidad del sueño	○	○	○
Nivel de energía	○	○	○
Nivel de actividad	○	○	○

Mi estado de ánimo

mal — normal — bien

○○○○○○○○○

Ejercicio

Notas, objetivos, acontecimientos diarios

Registro de alimentos

Alimentación	Tiempo	Inmediatamente	Después de 1 hora	Después de 3 horas

Realice un seguimiento de su dieta, estado de ánimo, comidas, calorías, medicamentos/suplementos, ejercicio, peso y cirugía de bypass gástrico.

Libro de registro de la manga gástrica

Fecha :   /   /

Peso

Consumo de agua

1 Taza = 8 OZ

Medicamentos/suplementos

	bajo	medio	alto
Calidad del sueño	○	○	○
Nivel de energía	○	○	○
Nivel de actividad	○	○	○

Mi estado de ánimo mal ▾ ○○○○○○○○○ ◂ normal ▸ bien ▾

Ejercicio

Notas, objetivos, acontecimientos diarios

Registro de alimentos

Alimentación	Tiempo	Inmediatamente	Después de 1 hora	Después de 3 horas

Realice un seguimiento de su dieta, estado de ánimo, comidas, calorías, medicamentos/suplementos, ejercicio, peso y cirugía de bypass gástrico.

Libro de registro de la manga gástrica

Fecha :   /   /

Peso

Consumo de agua

1 Taza = 8 OZ

Medicamentos/suplementos

	bajo	medio	alto
Calidad del sueño	○	○	○
Nivel de energía	○	○	○
Nivel de actividad	○	○	○

Mi estado de ánimo   mal   normal   bien   ○○○○○○○○○

Ejercicio

Notas, objetivos, acontecimientos diarios

Registro de alimentos

Alimentación	Tiempo	Inmediatamente	Después de 1 hora	Después de 3 horas

Realice un seguimiento de su dieta, estado de ánimo, comidas, calorías, medicamentos/suplementos, ejercicio, peso y cirugía de bypass gástrico.

Libro de registro de la manga gástrica

Fecha : / /

Peso

Consumo de agua

1 Taza = 8 OZ

Medicamentos/suplementos

	bajo	medio	alto
Calidad del sueño	○	○	○
Nivel de energía	○	○	○
Nivel de actividad	○	○	○

Mi estado de ánimo mal — normal — bien ○○○○○○○○○○

Ejercicio

Notas, objetivos, acontecimientos diarios

Registro de alimentos

Alimentación	Tiempo	Inmediatamente	Después de 1 hora	Después de 3 horas

Realice un seguimiento de su dieta, estado de ánimo, comidas, calorías, medicamentos/suplementos, ejercicio, peso y cirugía de bypass gástrico.

Libro de registro de la manga gástrica

Fecha :   /   /

Peso

Consumo de agua

1 Taza = 8 OZ

Medicamentos/suplementos

____

____

____

	bajo	medio	alto
Calidad del sueño	○	○	○
Nivel de energía	○	○	○
Nivel de actividad	○	○	○

Mi estado de ánimo   mal · normal · bien   ○○○○○○○○○

Ejercicio

Notas, objetivos, acontecimientos diarios

Registro de alimentos

Alimentación	Tiempo	Inmediatamente	Después de 1 hora	Después de 3 horas

Realice un seguimiento de su dieta, estado de ánimo, comidas, calorías, medicamentos/suplementos, ejercicio, peso y cirugía de bypass gástrico.

Libro de registro de la manga gástrica

Fecha :   /   /

Peso

Consumo de agua

1 Taza = 8 OZ

Medicamentos/suplementos

	bajo	medio	alto
Calidad del sueño	○	○	○
Nivel de energía	○	○	○
Nivel de actividad	○	○	○

Mi estado de ánimo — mal ... normal ... bien ○○○○○○○○○

Ejercicio

Notas, objetivos, acontecimientos diarios

Registro de alimentos

Alimentación	Tiempo	Inmediatamente	Después de 1 hora	Después de 3 horas

Realice un seguimiento de su dieta, estado de ánimo, comidas, calorías,medicamentos/suplementos, ejercicio, peso y cirugía de bypass gástrico.

Libro de registro de la manga gástrica

Fecha :   /   /

Peso

Consumo de agua

1 Taza = 8 OZ

Medicamentos/suplementos

	bajo	medio	alto
Calidad del sueño	◯	◯	◯
Nivel de energía	◯	◯	◯
Nivel de actividad	◯	◯	◯

Mi estado de ánimo   mal   normal   bien
◯◯◯◯◯◯◯◯◯

Ejercicio

Notas, objetivos, acontecimientos diarios

Registro de alimentos

Alimentación	Tiempo	Inmediatamente	Después de 1 hora	Después de 3 horas

Realice un seguimiento de su dieta, estado de ánimo, comidas, calorías, medicamentos/suplementos, ejercicio, peso y cirugía de bypass gástrico.

Libro de registro de la manga gástrica

Fecha : / /

Peso

Consumo de agua

1 Taza = 8 OZ

Medicamentos/suplementos

	bajo	medio	alto
Calidad del sueño	○	○	○
Nivel de energía	○	○	○
Nivel de actividad	○	○	○

Mi estado de ánimo mal normal bien

Ejercicio

Notas, objetivos, acontecimientos diarios

Registro de alimentos

Alimentación	Tiempo	Inmediatamente	Después de 1 hora	Después de 3 horas

Realice un seguimiento de su dieta, estado de ánimo, comidas, calorías, medicamentos/suplementos, ejercicio, peso y cirugía de bypass gástrico.

Libro de registro de la manga gástrica

Fecha :   /   /

Peso

Consumo de agua

1 Taza = 8 OZ

Medicamentos/suplementos

	bajo	medio	alto
Calidad del sueño	○	○	○
Nivel de energía	○	○	○
Nivel de actividad	○	○	○

Mi estado de ánimo   mal   normal   bien
○○○○○○○○○

Ejercicio

Notas, objetivos, acontecimientos diarios

Registro de alimentos

Alimentación	Tiempo	Inmediatamente	Después de 1 hora	Después de 3 horas

Realice un seguimiento de su dieta, estado de ánimo, comidas, calorías, medicamentos/suplementos, ejercicio, peso y cirugía de bypass gástrico.

Libro de registro de la manga gástrica

Fecha : / /

Peso

Consumo de agua

1 Taza = 8 OZ

Medicamentos/suplementos

	bajo	medio	alto
Calidad del sueño	○	○	○
Nivel de energía	○	○	○
Nivel de actividad	○	○	○

Mi estado de ánimo — mal / normal / bien

○○○○○○○○○

Ejercicio

Notas, objetivos, acontecimientos diarios

Registro de alimentos

Alimentación	Tiempo	Inmediatamente	Después de 1 hora	Después de 3 horas

Realice un seguimiento de su dieta, estado de ánimo, comidas, calorías, medicamentos/suplementos, ejercicio, peso y cirugía de bypass gástrico.

Libro de registro de la manga gástrica

Fecha : / /

Peso

Consumo de agua

1 Taza = 8 OZ

Medicamentos/suplementos

	bajo	medio	alto
Calidad del sueño	○	○	○
Nivel de energía	○	○	○
Nivel de actividad	○	○	○

Mi estado de ánimo mal — normal — bien ○○○○○○○○○○

Ejercicio

Notas, objetivos, acontecimientos diarios

Registro de alimentos

Alimentación	Tiempo	Inmediatamente	Después de 1 hora	Después de 3 horas

Realice un seguimiento de su dieta, estado de ánimo, comidas, calorías, medicamentos/suplementos, ejercicio, peso y cirugía de bypass gástrico.

Libro de registro de la manga gástrica

Fecha :   /   /

Peso

Consumo de agua

1 Taza = 8 OZ

Medicamentos/suplementos

	bajo	medio	alto
Calidad del sueño	○	○	○
Nivel de energía	○	○	○
Nivel de actividad	○	○	○

Mi estado de ánimo   mal   normal   bien
○○○○○○○○○○

Ejercicio

Notas, objetivos, acontecimientos diarios

Registro de alimentos

Alimentación	Tiempo	Inmediatamente	Después de 1 hora	Después de 3 horas

Realice un seguimiento de su dieta, estado de ánimo, comidas, calorías, medicamentos/suplementos, ejercicio, peso y cirugía de bypass gástrico.

Libro de registro de la manga gástrica

Fecha : / /

Peso

Consumo de agua

1 Taza = 8 OZ

Medicamentos/suplementos

	bajo	medio	alto
Calidad del sueño	○	○	○
Nivel de energía	○	○	○
Nivel de actividad	○	○	○

Mi estado de ánimo mal normal bien

Ejercicio

Notas, objetivos, acontecimientos diarios

Registro de alimentos

Alimentación	Tiempo	Inmediatamente	Después de 1 hora	Después de 3 horas

Realice un seguimiento de su dieta, estado de ánimo, comidas, calorías, medicamentos/suplementos, ejercicio, peso y cirugía de bypass gástrico.

Libro de registro de la manga gástrica

Fecha : / /

Peso

Consumo de agua

1 Taza = 8 OZ

Medicamentos/suplementos

	bajo	medio	alto
Calidad del sueño	○	○	○
Nivel de energía	○	○	○
Nivel de actividad	○	○	○

Mi estado de ánimo mal — normal — bien ○○○○○○○○○

Ejercicio

Notas, objetivos, acontecimientos diarios

Registro de alimentos

Alimentación	Tiempo	Inmediatamente	Después de 1 hora	Después de 3 horas

Realice un seguimiento de su dieta, estado de ánimo, comidas, calorías, medicamentos/suplementos, ejercicio, peso y cirugía de bypass gástrico.

Libro de registro de la manga gástrica

Fecha :   / /

Peso

Consumo de agua

1 Taza = 8 OZ

Medicamentos/suplementos

	bajo	medio	alto
Calidad del sueño	○	○	○
Nivel de energía	○	○	○
Nivel de actividad	○	○	○

Mi estado de ánimo   mal   normal   bien
○○○○○○○○○

Ejercicio

Notas, objetivos, acontecimientos diarios

Registro de alimentos

Alimentación	Tiempo	Inmediatamente	Después de 1 hora	Después de 3 horas

Realice un seguimiento de su dieta, estado de ánimo, comidas, calorías, medicamentos/suplementos, ejercicio, peso y cirugía de bypass gástrico.

Libro de registro de la manga gástrica

Fecha :   /   /

Peso

Consumo de agua

1 Taza = 8 OZ

Medicamentos/suplementos

	bajo	medio	alto
Calidad del sueño	○	○	○
Nivel de energía	○	○	○
Nivel de actividad	○	○	○

Mi estado de ánimo   mal ○○○○○○○○○ bien (normal)

Ejercicio

Notas, objetivos, acontecimientos diarios

Registro de alimentos

Alimentación	Tiempo	Inmediatamente	Después de 1 hora	Después de 3 horas

Realice un seguimiento de su dieta, estado de ánimo, comidas, calorías, medicamentos/suplementos, ejercicio, peso y cirugía de bypass gástrico.

Libro de registro de la manga gástrica

Fecha :   /   /

Peso

Consumo de agua

1 Taza = 8 OZ

Medicamentos/suplementos

	bajo	medio	alto
Calidad del sueño	○	○	○
Nivel de energía	○	○	○
Nivel de actividad	○	○	○

Mi estado de ánimo   mal — normal — bien

Ejercicio

Notas, objetivos, acontecimientos diarios

Registro de alimentos

Alimentación	Tiempo	Inmediatamente	Después de 1 hora	Después de 3 horas

Realice un seguimiento de su dieta, estado de ánimo, comidas, calorías, medicamentos/suplementos, ejercicio, peso y cirugía de bypass gástrico.

Libro de registro de la manga gástrica

Fecha :   /   /

Peso

Consumo de agua

1 Taza = 8 OZ

Medicamentos/suplementos

	bajo	medio	alto
Calidad del sueño	○	○	○
Nivel de energía	○	○	○
Nivel de actividad	○	○	○

Mi estado de ánimo
mal — normal — bien
○○○○○○○○○

Ejercicio

Notas, objetivos, acontecimientos diarios

Registro de alimentos

Alimentación	Tiempo	Inmediatamente	Después de 1 hora	Después de 3 horas

Realice un seguimiento de su dieta, estado de ánimo, comidas, calorías, medicamentos/suplementos, ejercicio, peso y cirugía de bypass gástrico.

Libro de registro de la manga gástrica

Fecha : / /

Peso

Consumo de agua

1 Taza = 8 OZ

Medicamentos/suplementos

	bajo	medio	alto
Calidad del sueño	○	○	○
Nivel de energía	○	○	○
Nivel de actividad	○	○	○

Mi estado de ánimo — mal — normal — bien
○○○○○○○○○○

Ejercicio

Notas, objetivos, acontecimientos diarios

Registro de alimentos

Alimentación	Tiempo	Inmediatamente	Después de 1 hora	Después de 3 horas

Realice un seguimiento de su dieta, estado de ánimo, comidas, calorías,medicamentos/suplementos, ejercicio, peso y cirugía de bypass gástrico.

Libro de registro de la manga gástrica

Fecha :   /   /

Peso

Consumo de agua

1 Taza = 8 OZ

bajo	medio	alto

Medicamentos/suplementos

	bajo	medio	alto
Calidad del sueño	○	○	○
Nivel de energía	○	○	○
Nivel de actividad	○	○	○

Mi estado de ánimo   mal — normal — bien
○○○○○○○○○

Ejercicio

Notas, objetivos, acontecimientos diarios

Registro de alimentos

Alimentación	Tiempo	Inmediatamente	Después de 1 hora	Después de 3 horas

Realice un seguimiento de su dieta, estado de ánimo, comidas, calorías, medicamentos/suplementos, ejercicio, peso y cirugía de bypass gástrico.

Libro de registro de la manga gástrica

Fecha : / /

Peso

Consumo de agua

1 Taza = 8 OZ

Medicamentos/suplementos

	bajo	medio	alto
Calidad del sueño	○	○	○
Nivel de energía	○	○	○
Nivel de actividad	○	○	○

Mi estado de ánimo mal — normal — bien

○○○○○○○○○

Ejercicio

Notas, objetivos, acontecimientos diarios

Registro de alimentos

Alimentación	Tiempo	Inmediatamente	Después de 1 hora	Después de 3 horas

Realice un seguimiento de su dieta, estado de ánimo, comidas, calorías, medicamentos/suplementos, ejercicio, peso y cirugía de bypass gástrico.

Libro de registro de la manga gástrica

Fecha : / /

Peso

Consumo de agua

1 Taza = 8 OZ

Medicamentos/suplementos

	bajo	medio	alto
Calidad del sueño	○	○	○
Nivel de energía	○	○	○
Nivel de actividad	○	○	○

Mi estado de ánimo   mal   normal   bien
○○○○○○○○○

Ejercicio

Notas, objetivos, acontecimientos diarios

Registro de alimentos

Alimentación	Tiempo	Inmediatamente	Después de 1 hora	Después de 3 horas

Realice un seguimiento de su dieta, estado de ánimo, comidas, calorías, medicamentos/suplementos, ejercicio, peso y cirugía de bypass gástrico.

Libro de registro de la manga gástrica

Fecha : / /

Peso

Consumo de agua

1 Taza = 8 OZ

Medicamentos/suplementos

	bajo	medio	alto
Calidad del sueño	○	○	○
Nivel de energía	○	○	○
Nivel de actividad	○	○	○

Mi estado de ánimo mal — normal — bien ○○○○○○○○○

Ejercicio

Notas, objetivos, acontecimientos diarios

Registro de alimentos

Alimentación	Tiempo	Inmediatamente	Después de 1 hora	Después de 3 horas

Realice un seguimiento de su dieta, estado de ánimo, comidas, calorías,medicamentos/suplementos, ejercicio, peso y cirugía de bypass gástrico.

Libro de registro de la manga gástrica

Fecha :   /   /

Peso

Consumo de agua

1 Taza = 8 OZ

Medicamentos/suplementos

	bajo	medio	alto
Calidad del sueño	◯	◯	◯
Nivel de energía	◯	◯	◯
Nivel de actividad	◯	◯	◯

Mi estado de ánimo   mal — normal — bien   ◯◯◯◯◯◯◯◯◯

Ejercicio

Notas, objetivos, acontecimientos diarios

Registro de alimentos

Alimentación	Tiempo	Inmediatamente	Después de 1 hora	Después de 3 horas

Realice un seguimiento de su dieta, estado de ánimo, comidas, calorías, medicamentos/suplementos, ejercicio, peso y cirugía de bypass gástrico.

Libro de registro de la manga gástrica

Fecha : / /

Peso

Consumo de agua

1 Taza = 8 OZ

Medicamentos/suplementos

	bajo	medio	alto
Calidad del sueño	○	○	○
Nivel de energía	○	○	○
Nivel de actividad	○	○	○

Mi estado de ánimo — mal · normal · bien
○○○○○○○○○

Ejercicio

Notas, objetivos, acontecimientos diarios

Registro de alimentos

Alimentación	Tiempo	Inmediatamente	Después de 1 hora	Después de 3 horas

Realice un seguimiento de su dieta, estado de ánimo, comidas, calorías,medicamentos/suplementos, ejercicio, peso y cirugía de bypass gástrico.

Libro de registro de la manga gástrica

Fecha :   /   /

Peso

Consumo de agua

1 Taza = 8 OZ

Medicamentos/suplementos

	bajo	medio	alto
Calidad del sueño	○	○	○
Nivel de energía	○	○	○
Nivel de actividad	○	○	○

Mi estado de ánimo   mal — normal — bien   ○○○○○○○○○○

Ejercicio

Notas, objetivos, acontecimientos diarios

Registro de alimentos

Alimentación	Tiempo	Inmediatamente	Después de 1 hora	Después de 3 horas

Realice un seguimiento de su dieta, estado de ánimo, comidas, calorías, medicamentos/suplementos, ejercicio, peso y cirugía de bypass gástrico.

Libro de registro de la manga gástrica

Fecha :   / /

Peso

Consumo de agua

1 Taza = 8 OZ

Medicamentos/suplementos

____

____

____

	bajo	medio	alto
Calidad del sueño	○	○	○
Nivel de energía	○	○	○
Nivel de actividad	○	○	○

Mi estado de ánimo   mal — normal — bien   ○○○○○○○○○

Ejercicio

____

____

____

____

____

____

Notas, objetivos, acontecimientos diarios

____

____

____

____

____

____

____

Registro de alimentos

Alimentación	Tiempo	Inmediatamente	Después de 1 hora	Después de 3 horas

Realice un seguimiento de su dieta, estado de ánimo, comidas, calorías, medicamentos/suplementos, ejercicio, peso y cirugía de bypass gástrico.

Libro de registro de la manga gástrica

Fecha :   /   /

Peso

Consumo de agua

1 Taza = 8 OZ

Medicamentos/suplementos

	bajo	medio	alto
Calidad del sueño	○	○	○
Nivel de energía	○	○	○
Nivel de actividad	○	○	○

Mi estado de ánimo   mal   normal   bien
○○○○○○○○○

Ejercicio

Notas, objetivos, acontecimientos diarios

Registro de alimentos

Alimentación	Tiempo	Inmediatamente	Después de 1 hora	Después de 3 horas

Realice un seguimiento de su dieta, estado de ánimo, comidas, calorías, medicamentos/suplementos, ejercicio, peso y cirugía de bypass gástrico.

Libro de registro de la manga gástrica

Fecha : / /

Peso

Consumo de agua

1 Taza = 8 OZ

Medicamentos/suplementos

	bajo	medio	alto
Calidad del sueño	◯	◯	◯
Nivel de energía	◯	◯	◯
Nivel de actividad	◯	◯	◯

Mi estado de ánimo mal — normal — bien
◯◯◯◯◯◯◯◯◯

Ejercicio

Notas, objetivos, acontecimientos diarios

Registro de alimentos

Alimentación	Tiempo	Inmediatamente	Después de 1 hora	Después de 3 horas

Realice un seguimiento de su dieta, estado de ánimo, comidas, calorías, medicamentos/suplementos, ejercicio, peso y cirugía de bypass gástrico.

Libro de registro de la manga gástrica

Fecha : / /

Peso

Consumo de agua

1 Taza = 8 OZ

Medicamentos/suplementos

	bajo	medio	alto
Calidad del sueño	○	○	○
Nivel de energía	○	○	○
Nivel de actividad	○	○	○

Mi estado de ánimo   mal ─ normal ─ bien   ○○○○○○○○○

Ejercicio

Notas, objetivos, acontecimientos diarios

Registro de alimentos

Alimentación	Tiempo	Inmediatamente	Después de 1 hora	Después de 3 horas

Realice un seguimiento de su dieta, estado de ánimo, comidas, calorías, medicamentos/suplementos, ejercicio, peso y cirugía de bypass gástrico.

Libro de registro de la manga gástrica

Fecha : / /

Peso

Consumo de agua

1 Taza = 8 OZ

Medicamentos/suplementos

	bajo	medio	alto
Calidad del sueño	○	○	○
Nivel de energía	○	○	○
Nivel de actividad	○	○	○

Mi estado de ánimo

mal — normal — bien

○○○○○○○○○

Ejercicio

Notas, objetivos, acontecimientos diarios

Registro de alimentos

Alimentación	Tiempo	Inmediatamente	Después de 1 hora	Después de 3 horas

Realice un seguimiento de su dieta, estado de ánimo, comidas, calorías,medicamentos/suplementos, ejercicio, peso y cirugía de bypass gástrico.

Libro de registro de la manga gástrica

Fecha : / /

Peso

Consumo de agua

1 Taza = 8 OZ

Medicamentos/suplementos

	bajo	medio	alto
Calidad del sueño	○	○	○
Nivel de energía	○	○	○
Nivel de actividad	○	○	○

Mi estado de ánimo — mal · normal · bien
○○○○○○○○○

Ejercicio

Notas, objetivos, acontecimientos diarios

Registro de alimentos

Alimentación	Tiempo	Inmediatamente	Después de 1 hora	Después de 3 horas

Realice un seguimiento de su dieta, estado de ánimo, comidas, calorías, medicamentos/suplementos, ejercicio, peso y cirugía de bypass gástrico.

Libro de registro de la manga gástrica

Fecha : / /

Peso

Consumo de agua

1 Taza = 8 OZ

Medicamentos/suplementos

	bajo	medio	alto
Calidad del sueño	○	○	○
Nivel de energía	○	○	○
Nivel de actividad	○	○	○

Mi estado de ánimo   mal — normal — bien   ○○○○○○○○○

Ejercicio

Notas, objetivos, acontecimientos diarios

Registro de alimentos

Alimentación	Tiempo	Inmediatamente	Después de 1 hora	Después de 3 horas

Realice un seguimiento de su dieta, estado de ánimo, comidas, calorías, medicamentos/suplementos, ejercicio, peso y cirugía de bypass gástrico.

Libro de registro de la manga gástrica

Fecha :	/ /
Peso	

Consumo de agua

1 Taza = 8 OZ

Medicamentos/suplementos

	bajo	medio	alto
Calidad del sueño	○	○	○
Nivel de energía	○	○	○
Nivel de actividad	○	○	○

Mi estado de ánimo

mal — normal — bien

○○○○○○○○○○

Ejercicio

Notas, objetivos, acontecimientos diarios

Registro de alimentos

Alimentación	Tiempo	Inmediatamente	Después de 1 hora	Después de 3 horas

Realice un seguimiento de su dieta, estado de ánimo, comidas, calorías,medicamentos/suplementos, ejercicio, peso y cirugía de bypass gástrico.

Libro de registro de la manga gástrica

Fecha :   /   /

Peso

Consumo de agua

1 Taza = 8 OZ

Medicamentos/suplementos

	bajo	medio	alto
Calidad del sueño	○	○	○
Nivel de energía	○	○	○
Nivel de actividad	○	○	○

Mi estado de ánimo   mal — normal — bien   ○○○○○○○○○○

Ejercicio

Notas, objetivos, acontecimientos diarios

Registro de alimentos

Alimentación	Tiempo	Inmediatamente	Después de 1 hora	Después de 3 horas

Realice un seguimiento de su dieta, estado de ánimo, comidas, calorías, medicamentos/suplementos, ejercicio, peso y cirugía de bypass gástrico.

Libro de registro de la manga gástrica

Fecha :   /   /

Peso

Consumo de agua

1 Taza = 8 OZ

Medicamentos/suplementos

____

____

____

	bajo	medio	alto
Calidad del sueño	○	○	○
Nivel de energía	○	○	○
Nivel de actividad	○	○	○

Mi estado de ánimo   mal   normal   bien   ○○○○○○○○○

Ejercicio

Notas, objetivos, acontecimientos diarios

Registro de alimentos

Alimentación	Tiempo	Inmediatamente	Después de 1 hora	Después de 3 horas

Realice un seguimiento de su dieta, estado de ánimo, comidas, calorías, medicamentos/suplementos, ejercicio, peso y cirugía de bypass gástrico.

Libro de registro de la manga gástrica

Fecha : / /

Peso

Consumo de agua

1 Taza = 8 OZ

Medicamentos/suplementos

	bajo	medio	alto
Calidad del sueño	○	○	○
Nivel de energía	○	○	○
Nivel de actividad	○	○	○

Mi estado de ánimo — mal | normal | bien

Ejercicio

Notas, objetivos, acontecimientos diarios

Registro de alimentos

Alimentación	Tiempo	Inmediatamente	Después de 1 hora	Después de 3 horas

Realice un seguimiento de su dieta, estado de ánimo, comidas, calorías, medicamentos/suplementos, ejercicio, peso y cirugía de bypass gástrico.

Libro de registro de la manga gástrica

Fecha :   /   /

Peso

Consumo de agua

1 Taza = 8 OZ

Medicamentos/suplementos

	bajo	medio	alto
Calidad del sueño	○	○	○
Nivel de energía	○	○	○
Nivel de actividad	○	○	○

Mi estado de ánimo   mal normal bien   ○○○○○○○○○○

Ejercicio

Notas, objetivos, acontecimientos diarios

Registro de alimentos

Alimentación	Tiempo	Inmediatamente	Después de 1 hora	Después de 3 horas

Realice un seguimiento de su dieta, estado de ánimo, comidas, calorías, medicamentos/suplementos, ejercicio, peso y cirugía de bypass gástrico.

Libro de registro de la manga gástrica

Fecha :   /   /

Peso

Consumo de agua

1 Taza = 8 OZ

Medicamentos/suplementos

	bajo	medio	alto
Calidad del sueño	○	○	○
Nivel de energía	○	○	○
Nivel de actividad	○	○	○

Mi estado de ánimo   mal — normal — bien   ○○○○○○○○○

Ejercicio

Notas, objetivos, acontecimientos diarios

Registro de alimentos

Alimentación	Tiempo	Inmediatamente	Después de 1 hora	Después de 3 horas

Realice un seguimiento de su dieta, estado de ánimo, comidas, calorías, medicamentos/suplementos, ejercicio, peso y cirugía de bypass gástrico.

Libro de registro de la manga gástrica

Fecha :   /   /

Peso

Consumo de agua

1 Taza = 8 OZ

Medicamentos/suplementos

	bajo	medio	alto
Calidad del sueño	○	○	○
Nivel de energía	○	○	○
Nivel de actividad	○	○	○

Mi estado de ánimo   mal   normal   bien

Ejercicio

Notas, objetivos, acontecimientos diarios

Registro de alimentos

Alimentación	Tiempo	Inmediatamente	Después de 1 hora	Después de 3 horas

Realice un seguimiento de su dieta, estado de ánimo, comidas, calorías, medicamentos/suplementos, ejercicio, peso y cirugía de bypass gástrico.

Libro de registro de la manga gástrica

Fecha : / /

Peso

Consumo de agua

1 Taza = 8 OZ

Medicamentos/suplementos

	bajo	medio	alto
Calidad del sueño	○	○	○
Nivel de energía	○	○	○
Nivel de actividad	○	○	○

Mi estado de ánimo — mal · normal · bien

Ejercicio

Notas, objetivos, acontecimientos diarios

Registro de alimentos

Alimentación	Tiempo	Inmediatamente	Después de 1 hora	Después de 3 horas

Realice un seguimiento de su dieta, estado de ánimo, comidas, calorías, medicamentos/suplementos, ejercicio, peso y cirugía de bypass gástrico.

Libro de registro de la manga gástrica

Fecha : / /

Peso

Consumo de agua

1 Taza = 8 OZ

Medicamentos/suplementos

	bajo	medio	alto
Calidad del sueño	◯	◯	◯
Nivel de energía	◯	◯	◯
Nivel de actividad	◯	◯	◯

Mi estado de ánimo mal — normal — bien
◯◯◯◯◯◯◯◯◯

Ejercicio

Notas, objetivos, acontecimientos diarios

Registro de alimentos

Alimentación	Tiempo	Inmediatamente	Después de 1 hora	Después de 3 horas

Realice un seguimiento de su dieta, estado de ánimo, comidas, calorías, medicamentos/suplementos, ejercicio, peso y cirugía de bypass gástrico.

Libro de registro de la manga gástrica

Fecha :   /   /

Peso

Consumo de agua

1 Taza = 8 OZ

Medicamentos/suplementos

	bajo	medio	alto
Calidad del sueño	◯	◯	◯
Nivel de energía	◯	◯	◯
Nivel de actividad	◯	◯	◯

Mi estado de ánimo mal · · · · normal · · · · bien ◯◯◯◯◯◯◯◯◯◯

Ejercicio

Notas, objetivos, acontecimientos diarios

Registro de alimentos

Alimentación	Tiempo	Inmediatamente	Después de 1 hora	Después de 3 horas

Realice un seguimiento de su dieta, estado de ánimo, comidas, calorías, medicamentos/suplementos, ejercicio, peso y cirugía de bypass gástrico.

Libro de registro de la manga gástrica

Fecha :   / /

Peso

Medicamentos/suplementos

____

____

____

Consumo de agua

1 Taza = 8 OZ

	bajo	medio	alto
Calidad del sueño	◯	◯	◯
Nivel de energía	◯	◯	◯
Nivel de actividad	◯	◯	◯

Mi estado de ánimo   mal   normal   bien
◯◯◯◯◯◯◯◯◯◯

Ejercicio

____

____

____

____

____

Notas, objetivos, acontecimientos diarios

____

____

____

____

____

Registro de alimentos

Alimentación	Tiempo	Inmediatamente	Después de 1 hora	Después de 3 horas

Realice un seguimiento de su dieta, estado de ánimo, comidas, calorías, medicamentos/suplementos, ejercicio, peso y cirugía de bypass gástrico.

Libro de registro de la manga gástrica

Fecha : / /

Peso

Consumo de agua

1 Taza = 8 OZ

Medicamentos/suplementos

____

____

____

	bajo	medio	alto
Calidad del sueño	○	○	○
Nivel de energía	○	○	○
Nivel de actividad	○	○	○

Mi estado de ánimo mal — normal — bien ○○○○○○○○○

Ejercicio

____

____

____

____

____

____

Notas, objetivos, acontecimientos diarios

____

____

____

____

____

____

Registro de alimentos

Alimentación	Tiempo	Inmediatamente	Después de 1 hora	Después de 3 horas

Realice un seguimiento de su dieta, estado de ánimo, comidas, calorías, medicamentos/suplementos, ejercicio, peso y cirugía de bypass gástrico.

Libro de registro de la manga gástrica

Fecha : / /

Peso

Consumo de agua

1 Taza = 8 OZ

Medicamentos/suplementos

	bajo	medio	alto
Calidad del sueño	○	○	○
Nivel de energía	○	○	○
Nivel de actividad	○	○	○

Mi estado de ánimo

mal   normal   bien

○○○○○○○○○

Ejercicio

Notas, objetivos, acontecimientos diarios

Registro de alimentos

Alimentación	Tiempo	Inmediatamente	Después de 1 hora	Después de 3 horas

Realice un seguimiento de su dieta, estado de ánimo, comidas, calorías, medicamentos/suplementos, ejercicio, peso y cirugía de bypass gástrico.

Libro de registro de la manga gástrica

Fecha :   /   /

Peso

Consumo de agua

1 Taza = 8 OZ

Medicamentos/suplementos

	bajo	medio	alto
Calidad del sueño	○	○	○
Nivel de energía	○	○	○
Nivel de actividad	○	○	○

Mi estado de ánimo mal — normal — bien ○○○○○○○○○

Ejercicio

Notas, objetivos, acontecimientos diarios

Registro de alimentos

Alimentación	Tiempo	Inmediatamente	Después de 1 hora	Después de 3 horas

Realice un seguimiento de su dieta, estado de ánimo, comidas, calorías, medicamentos/suplementos, ejercicio, peso y cirugía de bypass gástrico.

Libro de registro de la manga gástrica

Fecha :   /   /

Peso

Consumo de agua

1 Taza = 8 OZ

Medicamentos/suplementos

	bajo	medio	alto
Calidad del sueño	○	○	○
Nivel de energía	○	○	○
Nivel de actividad	○	○	○

Mi estado de ánimo   mal · normal · bien   ○○○○○○○○○

Ejercicio

Notas, objetivos, acontecimientos diarios

Registro de alimentos

Alimentación	Tiempo	Inmediatamente	Después de 1 hora	Después de 3 horas

Realice un seguimiento de su dieta, estado de ánimo, comidas, calorías, medicamentos/suplementos, ejercicio, peso y cirugía de bypass gástrico.

Libro de registro de la manga gástrica

Fecha :   /   /

Peso

Consumo de agua

1 Taza = 8 OZ

Medicamentos/suplementos

	bajo	medio	alto
Calidad del sueño	○	○	○
Nivel de energía	○	○	○
Nivel de actividad	○	○	○

Mi estado de ánimo   mal — normal — bien
○○○○○○○○○○

Ejercicio

Notas, objetivos, acontecimientos diarios

Registro de alimentos

Alimentación	Tiempo	Inmediatamente	Después de 1 hora	Después de 3 horas

Realice un seguimiento de su dieta, estado de ánimo, comidas, calorías, medicamentos/suplementos, ejercicio, peso y cirugía de bypass gástrico.

Libro de registro de la manga gástrica

Fecha :   / /

Peso

Consumo de agua

1 Taza = 8 OZ

Medicamentos/suplementos

	bajo	medio	alto
Calidad del sueño	○	○	○
Nivel de energía	○	○	○
Nivel de actividad	○	○	○

Mi estado de ánimo — mal / normal / bien

○○○○○○○○○

Ejercicio

Notas, objetivos, acontecimientos diarios

Registro de alimentos

Alimentación	Tiempo	Inmediatamente	Después de 1 hora	Después de 3 horas

Realice un seguimiento de su dieta, estado de ánimo, comidas, calorías, medicamentos/suplementos, ejercicio, peso y cirugía de bypass gástrico.

Libro de registro de la manga gástrica

Fecha :   /   /

Peso

Consumo de agua

1 Taza = 8 OZ

Medicamentos/suplementos

	bajo	medio	alto
Calidad del sueño	○	○	○
Nivel de energía	○	○	○
Nivel de actividad	○	○	○

Mi estado de ánimo   mal   normal   bien   ○○○○○○○○○

Ejercicio

Notas, objetivos, acontecimientos diarios

Registro de alimentos

Alimentación	Tiempo	Inmediatamente	Después de 1 hora	Después de 3 horas

Realice un seguimiento de su dieta, estado de ánimo, comidas, calorías, medicamentos/suplementos, ejercicio, peso y cirugía de bypass gástrico.

Libro de registro de la manga gástrica

Fecha : / /

Peso

Consumo de agua

1 Taza = 8 OZ

Medicamentos/suplementos

	bajo	medio	alto
Calidad del sueño	○	○	○
Nivel de energía	○	○	○
Nivel de actividad	○	○	○

Mi estado de ánimo   mal — normal — bien   ○○○○○○○○○○

Ejercicio

Notas, objetivos, acontecimientos diarios

Registro de alimentos

Alimentación	Tiempo	Inmediatamente	Después de 1 hora	Después de 3 horas

Realice un seguimiento de su dieta, estado de ánimo, comidas, calorías, medicamentos/suplementos, ejercicio, peso y cirugía de bypass gástrico.

Libro de registro de la manga gástrica

Fecha :   /   /

Peso

Consumo de agua

1 Taza = 8 OZ

Medicamentos/suplementos

	bajo	medio	alto
Calidad del sueño	○	○	○
Nivel de energía	○	○	○
Nivel de actividad	○	○	○

Mi estado de ánimo   mal — normal — bien   ○○○○○○○○○○

Ejercicio

Notas, objetivos, acontecimientos diarios

Registro de alimentos

Alimentación	Tiempo	Inmediatamente	Después de 1 hora	Después de 3 horas

Realice un seguimiento de su dieta, estado de ánimo, comidas, calorías, medicamentos/suplementos, ejercicio, peso y cirugía de bypass gástrico.

Libro de registro de la manga gástrica

Fecha :   /   /

Peso

Consumo de agua

1 Taza = 8 OZ

Medicamentos/suplementos

	bajo	medio	alto
Calidad del sueño	○	○	○
Nivel de energía	○	○	○
Nivel de actividad	○	○	○

Mi estado de ánimo   mal — normal — bien   ○○○○○○○○○

Ejercicio

Notas, objetivos, acontecimientos diarios

Registro de alimentos

Alimentación	Tiempo	Inmediatamente	Después de 1 hora	Después de 3 horas

Realice un seguimiento de su dieta, estado de ánimo, comidas, calorías, medicamentos/suplementos, ejercicio, peso y cirugía de bypass gástrico.